Intermittierendes Fasten

Gesund Leben & gesund abnehmen

Die besten Methoden für ein perfektes Kurzzeitfasten

Inkl. Bonus Methoden, wie Heilfasten, Saftfasten, Krieger Diät uvm.

Das Buch ist bestens für Anfänger und Einsteiger geeignet

Inhaltsverzeichnis

Intermittierendes Fasten und gesunde Ernährung für Gesundheit und Wohlbefinden

Den Wunsch, gesund und vital zu bleiben und voller Lebensenergie zu stecken, möchte jeder.

Doch durch Stress, Verantwortung in der Familie und im Job sowie eine knapp bemessene Tagesplanung beeinflusst die Gesundheit, weil darunter auch das Essverhalten, die Essgewohnheiten, genauso wie ein gesunder Lifestyle leiden.

Es ist keine Zeit gesund zu kochen, also wird sich schnell beim Griechen ein Gyrosteller, beim Italiener Pizza und Nudeln oder bei einer Fastfood-Kette Pommes Frites, Burger & Co. geholt. Damit ist aber noch nicht genug.

Nervenfutter gibt es in Form von Schokolade, Weingummi und Keksen in der Schublade im

Schreibtisch und auch zuhause. Abends vor dem Fernseher gibt es nach einem anstrengenden Arbeitstag Chips, eisgekühlte Softdrinks oder ein Feierabendbierchen.

Es wird alles in sich hineingestopft, nur um satt zu werden. Dabei wird kein Gedanke daran verschwendet, dass eine solche Ernährung für die Gesundheit nicht förderlich ist.

Plötzlich passen die Kleidungsstücke nicht mehr, kneifen und zwicken, weil Gewicht zugenommen wurde. Der Gedanke macht sich breit, dass eine Diät her muss, um die überflüssigen Pfunde wieder loszuwerden. Die Angebote zum Abnehmen sind sehr vielseitig. Sie können sich zwischen der einen und der anderen Diät entscheiden.

Je nachdem, welche Ernährungsform Sie für das Abnehmvorhaben wählen, schaden Sie Ihrem Körper mehr, als Ihnen lieb ist. Diäten beruhen vielfach auf einer Mangelernährung, wo Sie dem Körper bestimmte Stoffe entziehen. Viele Varianten gestalten sich auch sehr einseitig und fordern Sie mit Verzicht heraus.

Es gibt aber eine gute Alternative, um Körperfett zu verlieren, die Gesundheit zu fördern und gleichzeitig ein neues Körpergefühl bereitzustellen.

Haben Sie schon einmal etwas über intermittierendes Fasten gehört? Das sogenannte Intervallfasten wird immer beliebter, weil es keine typische Form des Fastens darstellt, sondern einen bestimmten Rhythmus, in dem Sie Nahrung zu sich nehmen.

Bei dieser Fastenmethode werden Sie sich garantiert folgende Fragen stellen. Was ist intermittierendes Fasten? Wie funktioniert es? Was muss man darüber wissen? Kann man wirklich damit das Gewicht reduzieren? Auf diese und viele weitere Fragen finden Sie nachfolgend spannende Antworten.

Was ist intermittierendes Fasten?

Beim intermittierenden Fasten oder Intervallfasten geht es darum, dass Sie in einem bestimmten Rhythmus normaler Nahrungsaufnahme und Fasten wechseln und dabei festgelegte Zeiten einhalten.

Demnach gibt es eine Phase ohne und eine Phase mit Nahrungsaufnahme. Der Wechsel ist dabei immer gleich und in einem bestimmten Zeitfenster festgelegt. Bei Laborversuchen wurde beispielsweise ein 24-stündiger Wechsel gewählt, wo die Teilnehmer 24 Stunden auf Nahrung verzichten und 24 Stunden essen dürfen.

Während der Phase des Nahrungsverzichts wird Wasser getrunken.

Eine weitere Version des Intervallfastens wird mit einem 16/8 Rhythmus innerhalb eines Tages durchgeführt. Nach einer 16-stündigen Fastenperiode schließt sich eine 8-stündige Phase der Nahrungsaufnahme an.

Diese Form gestaltet sich recht angenehm, weil Sie mit der Nachtruhe, dem Weglassen von Frühstück oder Abendessen schon einen großen Teil der nahrungsfreien Zeit überbrückt haben.

Die 16/8 Methode bedeutet keine größere Umstellung und lässt sich perfekt in den normalen Tagesablauf integrieren.

Weitere Tagesrhythmus-Varianten sind 18/6 oder 20/4, wo sich die Ernährungspausen um einige Stunden verlängern.

In der Zeit ohne Nahrungsaufnahme gibt es ungesüßte Tees und Wasser. Auch das 5/2 Fasten ist ideal für das Intervallfasten geeignet. An 5 Tagen in der Woche essen Sie dabei ganz normal. Die beiden übrigen Tage wird die

Kalorienzufuhr deutlich herabgesetzt. Frauen nehmen an diesen beiden Tagen nur 500 Kalorien und Männer nur 600 Kalorien zu sich.

Weitere Möglichkeiten, die dem intermittierenden Fasten zugerechnet werden sind die Kriegerdiät und das alternierende Fasten, wo Sie ein über den anderen Tag zum Fasten nutzen. Grundsätzlich ist das Intervallfasten nichts anderes als der Rhythmus der Ernährung unserer Vorfahren.

Da in der modernen Welt von heute Nahrungsbeschaffung jederzeit sichergestellt ist, gibt es niemals die Situation, dass Lebensmittel nicht verfügbar sind. Die Regale der Supermärkte sind voll. Es gibt Restaurant und Imbissbuden, wo Sie alles bekommen, egal auf was Sie gerade Hunger haben.

Dadurch haben die Menschen verlernt, sich in Verzicht zu üben und genauer hinzuschauen, was sie eigentlich essen.

Sie müssen nicht wie früher durch die Wälder streifen, Beeren, Pilze und Früchte sammeln und jagen, um Fleisch auf den Teller zu bekommen.

So gab es mitunter auch Tage, an denen kein Tier erlegt wurde und es keine Beeren zu sammeln gab. Also blieb der Magen leer oder wurde nur mit der spärlichen Ausbeute gefüllt.

Beim heutigen Überfluss klingt dieses sehr dramatisch, da sich schnell die Annahme breit macht, dass unfreiwilliges Fasten dem Körper schadet.

Dieser Verzicht hat eine positive Wirkung auf den Körper, auch wenn er unfreiwillig herbeigeführt wurde. Der Organismus wurde dadurch entlastet und gleichzeitig widerstandsfähiger gemacht.

Ausflug in die Wissenschaft – eine interessante, experimentelle Studie

In einer experimentellen Studie, die in Los Angeles durchgeführt wurde, hat sich gezeigt, dass durch intermittierendes Fasten Hefezellen eine deutlich längere Lebenszeit hatten und damit der Alterungsprozess bei Mäusen hinausgezögert wurde.

Auch Menschen profitieren vom Nahrungsverzicht, wie eine Pilotstudie zeigt. Denn durch eine drastische Reduzierung der Kalorien ergibt sich eine deutliche Verlängerung des Lebens von einfachen Organismen, die sich im Körper befinden.

Allerdings ist eine lebenslange Reduzierung der Kalorienzufuhr bei regelmäßig durchgeführten Fastentage nicht zwingend nötig.

Dies zeigen die Forschungsergebnisse, die die Studie von Valter Longo, Direktor des Longevity Instituts an der südkalifornischen Universität in Los Angeles zum Vorschein brachte.

Um die Auswirkungen von intermittierendem Fasten nachzuweisen, wurden von Forschern die Zellkulturen von Bäckerhefe abwechselnd mit kultiviertem Wasser oder einer Nährstofflösung zwei Tage lang versorgt.

Dadurch verlängerte sich die Lebenszeit und Widerstandsfähigkeit der Hefekulturen gegen Sauerstoffperoxid deutlich. Anschließend haben sie Mäuse genommen, die sie vier Tage lang nach einer „fasting mimicking diet" versorgten.

Dabei wurden den Tieren am ersten Tag eine um 50 Prozent gesenkte und an den Folgetagen eine um 90 Prozent gesenkte Kalorienzufuhr zugeführt.

Während den 4 Fastentagen haben die Mäuse 15 Prozent Körpergewicht verloren. Weitere

Untersuchungen zeigen, dass der Blutzuckerspiegel gesunken ist. Die Ketonkörper haben sich um das 9-fache erhöht. Ebenfalls gesunken sind die Insulinwerte.

In der Zeit des Fastens veränderten sich auch die inneren Organe wie Leber, Herz und Niere, die sich verkleinerten.

Dass sich intermittierendes Fasten positiv auf die Gesundheit auswirkt, wird in dieser Studie deutlich. Von Natur aus sind Mäuse sehr anfällig für Lymphome und Leukämien. Durch das Fasten während der Studie, erkrankten die Tiere seltener an Krebs, wodurch sich Ihre Lebenserwartung verlängerte.

Bei Intervallfasten wird demnach der Alterungsprozess des Immunsystems herausgezögert, weil sich die Zellen, die für das Abwehrsystem verantwortlich sind, besser regenerieren. Was bei Mäusen funktioniert,

kann auch beim Menschen funktionieren, wenn
Fasten richtig durchgeführt wird.

Gemäß einer weiteren Pilotstudie mit Menschen
zeigen die Ergebnisse, dass die Teilnehmer am
Ende etwa 3 Kilogramm Körperfett verloren
haben und sich Ihre Körperwerte verbesserten.

Der Verlust des Fettgewebes wurde
hauptsächlich im Bauchbereich festgestellt.
Gerade diese Fettablagerungen haben
negativen Einfluss auf das
Herz-Kreislauf-System und die inneren Organe
und beeinflussen die Gesundheit negativ.

Das Immunsystem und seine Verbindungen zum gesunden Körper

Das Immunsystem ist ein komplexes System, welches Körperfunktionen steuert und dabei hilft, Bakterien, Viren, schädliche Organismen und Pilzen entgegenzuwirken.

Sogar Krebszellen kann das Immunsystem abwehren. Das bedeutet nichts anderes, als dass Sie weniger anfällig für Krankheiten sind und damit Ihren Körper unterstützen, gesund zu bleiben.

Das Immunsystem befindet sich in Zellen und Organen und ist vergleichbar mit einem Kommunikationssystem im Körper.

Auf Veränderungen, die der Körper als nicht normal ansieht, wird sofort reagiert.

➠Infektionen werden mit weißen
Blutkörperchen bekämpft. Sie werden
beispielsweise in vermehrter Form von den
Lymphknoten, der Milz und der Thymusdrüse
produziert.

➠Die Leukozyten (weißen Blutkörperchen)
spüren die krankheitserregenden Substanzen,
Zellen und Organismen wie Bakterien auf und
vernichten die dadurch entstehenden
Entzündungsherde.

➠Die weißen Blutkörperchen umfassen zum
einen die Phagozyten, die krankheitserregende
Viren und schädliche Organismen zerfressen
und zum anderen die Lymphozyten. Sie
besitzen eine Erinnerungsfunktion und
erkennen damit schädliche Angreifer.
Gleichzeitig helfen sie dem Körper diese zu
bekämpfen.

➡Im Organismus entstehen Antikörper. Sie sind die Körperpolizei, die Eindringlinge erkennen und eliminieren.

➡Es gibt bestimmte Zellen, die mit anderen Zellen kommunizieren. Dazu gehören die sogenannten T-Zellen. Sie sind für die Identifizierung von Bakterien, Viren, Pilzen und Parasiten verantwortlich.

➡Die Medizin geht davon aus, dass gesunde Bakterien im Darm, genauso wie Mikroben als Stimulator für das Immunsystem wirken.

➡Im Blut zirkulieren sogenannte Immunglobuline bzw. Proteine, die ein fester Bestandteil des Blutkreislaufs sind. Sie heften sich an die krankheitserregenden Schädlinge und leisten Hilfestellung beim Kampf gegen unterschiedliche Erkrankungen.

➡Mit speziellen Impfstoffen wird eine Immunität erreicht. Durch das Verabreichen kann der Körper die Krankheitserreger schnell erkennen und mit dem Aktivieren des Immunsystems und der Proteine so etwas Ähnliches wie ein Gedächtnis entwickeln. Zukünftig weiß der Körper über diesen speziellen Eindringling Bescheid und sendet Botschaften an das Immunsystem aus.

Wenn Menschen älter werden, verliert das Immunsystem an Robustheit. Dieses ist ähnlich wie die nachlassende Reaktionsfähigkeit auf bestimmte Situationen wie beispielsweise im Straßenverkehr.

Alles läuft etwas langsamer, sodass es für den Körper schwieriger wird, sich gegen krankheitserregende Organismen zu wehren. Die Zahl der Infektionen steigt und belastet den Organismus.

Um diesem entgegenzuwirken, sollten Sie auf eine gesunde Ernährung zurückgreifen oder sogar das intermittierende Fasten einsetzen. Letztendlich sollten Sie Ihren Lebensstil überdenken und viel mehr auf sich selbst achten. Dabei wird die Wirkung der Nahrungsaufnahme und dem, was Sie essen unterschätzt. Um Gesundheit und Wohlbefinden zu erreichen, schauen Sie bei Ihrem Essen einmal genauer hin.

Intermittierendes Fasten – Entlastung und Verbesserung der Gesundheit

Bei dem heutigen Angebot an Nahrungsmitteln, brauchen Sie auf nichts zu verzichten. Es gibt Fleisch in Hülle und Fülle.

In den Obstregalen im Supermarkt finden Sie zu jeder Jahreszeit reichlich Gemüse, heimisches Obst und exotische Früchte. Aber auch viele weitere Lebensmittel und fertig zubereitete Speisen, die von der Industrie mit Geschmacksverstärkern, Zucker und weiteren Stoffen versehen sind, um diese schmackhafter zu machen.

Mit dem Überangebot an Lebensmitteln und der damit veränderten Ernährungsweise haben sich aber auch vermehrt Krankheiten eingestellt, die das Herz-Kreislauf-System betreffen und die Vitalfunktionen beeinflussen.

Die Medizin sieht darin sogar eine enge Verbindung und spricht dementsprechend Warnungen aus. Allerdings fällt es den Menschen sehr schwer, reduzierter und kontrollierter zu Essen.

Zahlreiche Forschungen legen daher wieder den Fokus auf die Ernährungsweise der Urahnen, um herauszufinden, ob sich durch eine Reduzierung der Nahrungsaufnahme und den damit einhergehenden Verzicht ein gesundheitsfördernder Effekt einstellt.

Wie Sie ja bereits wissen, haben verschiedene Studien ergeben, dass durch einen abwechselnden Rhythmus bei der Nahrungsaufnahme, die Risiken einer Herz-Kreislauf-Erkrankung minimiert und der Alterungsprozess des Immunsystems verlangsamt werden kann.

Darüber hinaus hat das Fasten einen positiven Effekt auf den Verfall des Nervensystems und verbessert in vielerlei Hinsicht das Allgemeinbefinden. Der alternierende Rhythmus, der bei dieser Form der Nahrungsaufnahme durchgeführt wird, ist intermittierendes Fasten.

Verschiedene Varianten machen es Ihnen leicht, intermittierendes Fasten durchzuführen. Ganz anders als bei den verschiedenen Diäten brauchen Sie keine Kalorien zu zählen. Wichtig ist nur, dass Sie sich an den Rhythmus halten. Dementsprechend folgt nach der normalen Nahrungsaufnahme eine Zeitspanne, wo Sie nichts essen.

Das intermittierende Fasten verfügt über zwei Basisvarianten, die sich genau auf Ihre Bedürfnisse anpassen lassen, wenn Sie eine der zahlreichen Variationen wählen.

Diese Basisvarianten sind ein Fastentag pro Woche oder Fastenperioden, die Sie täglich durchführen. Neben einem Fastentag pro Woche besteht auch die Möglichkeit, zwei oder drei solcher Tage einzulegen, wobei Sie beispielsweise montags und donnerstags auf feste Nahrung verzichten.

Sie können genauso intermittierendes Fasten täglich durchführen und dabei auf unterschiedliche Zeitabstände zurückgreifen. Diese Variante ist eine sehr intensive Form, da Sie an einem Tag oder in einer bestimmten Zeitspanne alles essen dürfen und anschließend für den restlichen Zeitraum komplett auf feste Nahrung verzichten.

Damit das intermittierende Fasten den gewünschten Effekt, wie Verbesserung der Gesundheit und Gewichtsverlust erzielt, sollten Sie sich für kurze Zeitabstände entscheiden.

Dafür lassen sich Zeitabstände im Verhältnis 2 zu 1 nutzen. Im Klartext bedeutet das, dass Sie zwei Tage essen und 1 Tag auf feste Nahrung verzichten.

Damit sich das gewünschte Fastenziel einstellt, sollten Sie den gewählten Rhythmus konsequent beibehalten. Ist das Ziel erreicht, ist eine Einschränkung der Fastentage durchaus möglich.

Wer intermittierendes Fasten täglich durchführen möchte, kann sich pro Tag zwischen 16, 18 oder 20 Stunden Fasten entscheiden. Zu Beginn des Fastens fallen diese Varianten deutlich leichter, da keinen ganzen Tag auf feste Nahrung verzichtet werden muss.

Pro Tag darf 8, 6 oder 4 Stunden gegessen werden. Das bedeutet nicht, dass Sie in dieser Zeit kontinuierlich essen und alles in sich hinein schaufeln.

In dieser begrenzten Zeit werden zwei Mahlzeiten zu sich genommen, ohne dabei zu viel zu essen. In der praktischen Durchführung könnte ein Fastentag bei der 18/6 Methode folgendermaßen aussehen:

- spätes Frühstück um 11 Uhr als erste Mahlzeit der Essphase
- Abendessen um 16 Uhr als letzte Mahlzeit vor dem Fasten.

Der restliche Abend, die Nacht und die Stunden bis 11 Uhr morgens zum späten Frühstück werden zum Fasten genutzt. Eine dritte Mahlzeit, wie sonst üblich, gibt es in der Essphase nicht.

Auf die Ernährung achten und Zucker vermeiden

Beim intermittierenden Fasten ist der Verzicht auf Zucker, isolierte und leere Kohlenhydrate wichtig. Sie sind in sehr vielen Lebensmitteln wie beispielsweise in Weißmehlprodukten und weißem Reis enthalten.

Gerade in industriell verarbeiteten Lebensmitteln wird viel Zucker eingesetzt, um die Gerichte abzurunden und ihnen eine köstliche Geschmacksnote zu verleihen.

Auch wenn Süßes im ersten Moment glücklich macht, hat der enthaltene Zucker große Auswirkungen auf die Gesundheit, da die Blutzucker- und Insulinwerte im Körper in die Höhe schnellen und nach kurzer Zeit wieder abfallen.

Das momentane Glücksgefühl wird von einem Verlangen nach mehr solcher Kohlenhydrate abgelöst. Um den Effekt einer Gewichtsabnahme durch Fasten zu erreichen, sollten Sie auf leere Kohlenhydrate und Zucker verzichten.

Beim intermittierenden Fasten greifen Sie auf eine natürliche, gesunde Ernährung in den Essphasen zurück und nutzen frische Produkte. Darum fallen viele Fertigprodukte durch das Raster Ihrer neuen, gesunden Ernährungsweise.

Schauen Sie einmal auf die Zutatenlisten von Fertigprodukten. Auch wenn sich Zucker nur schwer identifizieren lässt, finden Sie weitere Stoffe, worauf empfindliche Menschen mit Magenbeschwerden, Völlegefühl und weiteren Erscheinungen reagieren.

Die Lebensmittelindustrie verwendet für Zucker Bezeichnungen wie Saccharose, Dextrose und natürliche Fruchtsüße, um den Zuckergehalt zu verschleiern.

Des Weiteren werden beispielsweise auch folgende Begriffe verwendet:

- Raffinose
- Glukose
- Glukosesirup
- Fruktose
- Dextrin
- Süßmolkepulver
- Gerstenmalz
- Glukose-Fruktose-Sirup
- Maltose

Sie dienen alle zur Tarnung von Zucker. Um diese zu identifizieren, sollten Sie auf die Endung „-ose" achten. Sie ist ein Indiz für zuckerreiche Zutaten in Lebensmitteln.

Indem Sie bei der Nahrungsaufnahme auf zuckerhaltige Lebensmittel und isolierte Kohlenhydrate verzichten, bleibt der Blutzuckerspiegel und Insulinwert auf einem niedrigen Niveau.

Bei einer Ernährungsumstellung auf natürliche Lebensmittel, holt sich der Körper die benötigte Energie aus den Fettzellen, die verbrannt werden und damit überflüssige Pfunde schmelzen lassen.

Nachdem Sie die erste Mahlzeit gegessen haben, ist der perfekte Zeitpunkt für Nahrungsergänzungsmittel wie Vitamine, Pflanzenstoffe, Aminosäuren und Antioxidantien.

Wichtig sind dabei neben Vitamin C auch Vitamin-B-Komplex, B 12, OPC und Aminosäuren, die der Körper zur Gesunderhaltung benötigt. Sie sind aber nur nötig, wenn durch die Lebensmittel keine ausreichende Versorgung erfolgt. Ist die Ernährung ausgewogen, bekommt der Körper alles, was er benötigt.

Der Stoffwechsel funktioniert durch die zuckerreduzierte oder zuckerfreie Ernährung hervorragend. Die Mikronährstoffe gelangen durch den Darm in den Organismus. Es ergibt sich keine Belastung durch ungesunde, schwere Mahlzeiten, die einer ordentlichen Verstoffwechselung im Wege stehen.

Die Mikronährstoffe gelangen umgehend in die Zellen und das Gewebe und können die Arbeit aufnehmen.

Dabei haben sie eine entgiftende Wirkung, reparieren Zellmembrane und Schäden am Erbgut. Um diesen Prozess zu intensivieren, lassen sich die Zeiträume der Nahrungsaufnahme beim intermittierenden Fasten so reduzieren, dass die nahrungsfreie Zeit immer länger wird. In Verbindung mit einer gesunden, ausgewogenen Ernährung stellt sich schnell ein besseres Wohlbefinden ein.

Intermittierendes Fasten und Hungergefühle

Sie kennen garantiert auch das Gefühl, ständig Hunger zu haben, wenn Sie eine Diät machen, Fasten oder auf bestimmte Lebensmittel verzichten wollen.

Das ist ganz normal, gerade wenn immer genascht oder an irgendwelchen Getränken genippt wurde.

Das befriedigende Gefühl, dass sich dadurch einstellt, suggeriert Ihrem Verstand, dass Sie Hunger haben. Doch eigentlich ist es nur Appetit.

Auch leere Kohlenhydrate, die den Blutzuckerspiegel in die Höhe treiben, können ein solches Hungergefühl hervorrufen. Der Körper schreit förmlich nach Zuckernachschub und signalisiert dieses mit einem Hungergefühl.

Doch durch die Umstellung auf eine gesunde Ernährung bleiben solche Attacken nach einiger Zeit der Zuckerentwöhnung aus und Sie überstehen auch den längeren Verzicht auf Nahrung ohne Probleme.

Sportliche Aktivitäten und intermittierendes Fasten

Durch eine Ernährung ohne isolierte Kohlenhydrate und das Fasten lernt Ihr Körper wieder den Blutzuckerspiegel zu regulieren. Dieses hat zur Folge, dass Sie mehrere Stunden ohne Nahrungsaufnahme auskommen, ohne dass Ihnen der Magen knurrt oder sich Schwächegefühle einstellen.

Durch die Nahrungspausen wird sogar mehr körperliche und geistige Leistungsfähigkeit bereitgestellt, weil sich der Organismus nicht mehr darauf konzentrieren muss, ungesunde, belastende Lebensmittel zu verarbeiten.

Sämtliche Energien und wichtige Nährstoffe fließen in unterschiedlichen Aktivitäten.

Wenn Sie beispielsweise intensiv Sport betreiben, nutzt Ihr Organismus die Nährstoffe und Energie für anabole Stoffwechselprozesse,

die sonst für die Verdauung genutzt würden.
Daher sind Sport und anstrengende körperliche
Aktivitäten einige Stunden nach der letzten
Nahrungsaufnahme sinnvoll, können aber auch
bedenkenlos am Ende der Fastenphase
durchgeführt werden.

Auf nüchternen Magen erzielen Sie sogar die
beste Fettverbrennung, weil Ihr Körper auf die
eigenen Energiereserven zurückgreift.

Für eine Verstärkung des anabolen Prozesses,
optimieren Sie die persönliche
Proteinversorgung mit pflanzlichen Proteinen,
die Sie mit Lupinenprotein, Hanfprotein,
Reisprotein und ähnlichem zu sich nehmen.
Damit verbessern Sie die Synthese der
körpereigenen Proteine.

Sie stärken nicht nur Ihre Muskeln, sondern
fördern auch das kollagene Bindegewebe.
Dieses ist verantwortlich für straffes Gewebe
und eine glatte Haut. Führen Sie Ihrem Körper

diese pflanzlichen Proteine direkt vor oder nach einer Mahlzeit zu, indem Sie diese als Shake trinken. Genauso können Sie auch in Mahlzeiten integriert werden.

Dafür lassen sich die Proteine beispielsweise in den Teig von selbstgebackenem Brot einfügen.

Timing von Sport und intermittierendes Fasten

Gerade bei Sportlern taucht immer wieder die Frage auf, ob sich intermittierendes Fasten mit intensiven Trainingseinheiten vereinbaren lässt. Die Gedanken drehen sich dabei um das Timing, was viele nicht einschätzen können.

Darüber hinaus stellt sich auch die Frage im Bezug auf Aminosäuren, die vor dem Training zum Einsatz kommen.

Timing ist allerdings ein Thema, was beim intermittierenden Fasten nicht so wichtig ist, wie Sie vielleicht meinen. Als Faustregel sollten Sie sich Folgendes merken:

„Der Körper ist nach dem Fasten am leistungsfähigsten!"

Das belegen auch Studien, die im Bezug auf die Leistungsfähigkeit durchgeführt wurden.

Dabei wurde untersucht, wie es um die Leistungsfähigkeit nach 23 Stunden fasten bestellt ist im Vergleich zu Probanden, die sich nach den normalen Gewohnheiten ernährten. Daher ist es ganz gleich, wann Sie Ihre Trainingseinheiten in Ihrem Tagesablauf einplanen.

Während Sie fasten, versetzen Sie Ihren Körper und damit auch den Organismus in einen komplett anderen Zustand. Der letzte Rest der festen Nahrung ist nach rund 10 bis 12 Stunden verarbeitet und alle wichtigen Bestandteile verwertet.

Für die Muskeln gibt es Zuckerspeicher, die in Form von Glykogen kurzfristig Energie bereitstellen. Langfristige Energie bekommt die Muskulatur durch die Verwertung von Fetten.

Wenn Sie fasten, ergibt sich eine andere Reaktion auf körperliche Anstrengung, da in größeren Mengen das Wachstumshormon

ausgeschüttet wird. Durch die höhere
Ausschüttung ergibt sich:

- eine höhere Fettverbrennung
- eine dichtere Struktur der Knochen
- eine höhere Synthese von Proteinen

Wird zu wenig des Wachstumshormons ausgeschüttet, führt dieses zu fehlender Konzentration, depressiven Stimmungen und Krankheiten.

Vielfach kommt das Wachstumshormon als Dopingmittel zum Einsatz. Durch das richtige Timing beim Sport können Sie mehr Leistung beim Krafttraining erbringen.

Es wird durch Fasten ein Zustand erreicht, der ähnlich wie Doping ist, da nach einer 24-stündigen Esspause das Wachstumshormon um das 10-fache erhöht ist.

Die Ausschüttung des Wachstumshormons erhöhen Sie, indem Sie in der Fastenphase trainieren. In den Zeiten,in der Sie sich bewegen, erzielen Sie diesen einzigartigen Effekt. Trainieren Sie am Ende des Fastenzeitraums, wenn Sie die Möglichkeit dazu haben. Sollte das nicht der Fall sein, ist das auch nicht weiter dramatisch.

Einschränkungen sollten Sie sich auch nicht auferlegen, weil das Timing Ihrer Trainingseinheiten nur einen geringen Einfluss hat.

Denn die Relevanz ist bei Ihrem Vorhaben ganz weit unten angesiedelt und hat nur einen geringen Stellenwert bei Ihrer neuen Lebensweise, die Sie durch intermittierendes Fasten erreichen möchten.

Schieben Sie die Gedanken einfach bei Seite, dass für Krafttraining am Morgen nach dem Fasten Wachstumshormone vorhanden sind. Viel wichtiger ist die Gestaltung der Trainingseinheiten.

Es gibt eine ganze Menge anderer Faktoren wie beispielsweise, ob Sie regelmäßig oder nur ab und zu trainieren gehen, die Einfluss auf Ihren Erfolg haben.

Merke: *Das Thema Timing bringt Sie schnell auf gedankliche Abwege, die gar nicht nötig sind. Haben Sie die Möglichkeit, nach der Fastenperiode trainieren zu gehen, machen Sie das. Falls Ihr Alltag das nicht erlaubt, gehen Sie zum Training, wenn Ihr Zeitplan es ermöglicht. Sie erreichen Ihr Ziel auch ohne perfektes Timing. Intermittierendes Fasten soll Ihr Leben bereichern, die Gesundheit und das Wohlbefinden steigern und Sie nicht einschränken.*

Bedenken Sie aber, dass Training in der Fastenphase zu mehr Appetit führt und damit zum Problem werden kann.

Ist die optimale Zeit nicht möglich, probieren Sie einfach aus, wie Sie am besten Ihr Training mit intermittierendem Fasten verbinden.

Motivations- und Fastenkrisen

Die üblichen Krisen, die Sie von Diäten und beispielsweise vom Heilfasten kennen, gibt es bei intermittierendem Fasten nicht.

Dieses begründet sich darauf, dass sich Ihr Körper für die Energiegewinnung nicht umstellen muss, da er regelmäßig ausgewogene Nahrung bekommt, auch wenn dieses mit größeren Zeitabständen erfolgt.

Für die Energiegewinnung greift der Körper auf die Kohlenhydrate zurück, die in den Glykogenspeichern vorhanden sind. Wenn diese aufgebraucht sind, holt sich der Organismus die benötigte Energie aus den Fettreserven. Die Verbrennung der Fette erfolgt dabei gesund und nachhaltig.

Bei Diäten, genauso wie beim Heilfasten schaltet der Körper nach einiger Zeit in den Sparmodus um und fährt den Stoffwechsel herunter. Die Art der Energiegewinnung wird umgestellt, da der Organismus nicht mehr genug Glukose bekommt, um die Glykogenspeicher aufzufüllen. Für die Energiegewinnung wird auf Proteine und körpereigene Fette zurückgegriffen.

Durch den Abbauprozess werden im Organismus Purine und Ketonkörper freigesetzt. Zudem lösen sich auch Gifte und Schlacken aus den Zellen, die in der Leber verarbeitet und über die Nieren ausgeschieden werden.

Für den Organismus stellt das eine große Belastung dar. Der Körper reagiert darauf, indem sich mitunter unangenehme Symptome bemerkbar machen.

Vielfach sind Müdigkeit, Abgeschlagenheit, Überempfindlichkeit, bis hin zu körperlichem Unwohlsein und Kopfschmerzen keine Seltenheit.

Wer sein Leben und seine Ernährung ändern möchte, sollte auf intermittierendes Fasten setzen. Die positiven Auswirkungen zeigen sich, trotz der reduzierten Nahrungsaufnahme, in einem guten Körpergefühl und einer guten Prävention gegen Krankheiten, die altersbedingt auftreten können.

Bereits nach den ersten Wochen werden Sie eine Veränderung des Wohlbefindens feststellen und mehr Energie haben.

Auswirkungen auf die Gesundheit und das Wohlbefinden

Nicht nur verjüngend und regenerierend wirkt sich ein freiwilliger Nahrungsentzug auf Ihren Körper aus. Vielmehr hat die freiwillige Enthaltsamkeit auch medizinisch immer mehr an Bedeutung gewonnen.

Denn die Wirkungsweise ist ein heilsamer Schock, der positiv auf den Organismus wirkt. Durch das Fasten wird eine Vielzahl biochemischer Reaktionen ausgelöst, die auch auf die Psyche positiven Einfluss haben.

Fasten ist die Initialzündung für spezielle Reinigungsmechanismen. Sie wirken wie die Müllabfuhr und befeuern das Recyclingsystem in den Zellen.

Nachweislich werden Entzündungen gehemmt und zu hoher Blutdruck gesenkt. Gemäß neuesten Forschungen kann intermittierendes Fasten sogar bei Krebs helfen.

Auch wenn immer schon gefastet wurde, gewinnt dieses Thema heute in der Wissenschaft eine ganz neue Bedeutung.

Denn das einzigartige Abfallwirtschaftssystem des Körpers wird mit anderen Augen betrachtet. Genauso hat die Medizin, die bisher „Schlacken" keine große Bedeutung beigemessen hat, die Sichtweise geändert.

Ergebnisse neuester Experimente haben sogar gezeigt, dass durch das Fasten Altersgene ruhig gestellt werden.

Das Gleiche gilt für Krebsgene, die sich genauso in der Erbsubstanz befinden können. Aus diesem Grund werden immer wieder neue

Fastenmöglichkeiten entwickelt, die von jedermann umsetzbar sind.

Dazu gehört auch das intermittierende Fasten.

Durch das Fasten ergibt sich auch eine psychologische Wirkung, die sich als „Fasten-High" bezeichnen lässt. Denn bereits nach zwei oder drei Tagen stellt sich ein absolutes Hochgefühl, eine regelrechte Euphorie ein.

In der Forschung werden dafür die Serotoninkonzentration, Stimmungsaufhellung, der Parasympatikus und die Reduzierung von Stress verantwortlich gemacht, weil diese messbar sind.

Um dieses positive Gefühl zu erreichen, müssen Sie am Ball bleiben und sich mit Fruchtsaft, Tee, Wasser und Gemüsebrühe anfreunden. Anschließend werden Sie für Ihr Durchhalten belohnt.

Der Verzicht durch Fasten lässt sich sehr gut in den Arbeitsalltag einbauen und ist nicht nur bestens für Menschen geeignet, die viel Freizeit haben. Sie haben die Wahl zwischen unterschiedlichen Varianten. Indem Sie auf Abendessen oder Frühstück verzichten, bekommen Sie schnell Ihre 16 Stunden zusammen, in denen Sie auf feste Nahrung verzichten.

Intermittierendes Fasten hat eine ganz wichtige Botschaft, die Sie wissen müssen:

„Zählen Sie keine Kalorien, sondern die Stunden, an denen Sie ohne Nahrung sind."

Diese Botschaft macht den Unterschied zwischen herkömmlichen Diäten aus, in denen Sie akribisch jedes Lebensmittel unter die Lupe nehmen und genau darauf achten, dass Sie im Kaloriendefizit sind und bleiben.

Ein weiterer Unterschied zwischen Diäten und Fasten liegt darin, dass es nicht ausschließlich um den Gewichtsverlust geht.

Vielmehr steht die Entgiftung, Ausscheidung und Regeneration im Vordergrund, weil Sie damit Ihren Körper reinigen und zu neuer Energie verhelfen. Diät und Fasten kann eigentlich nicht auf die gleiche Stufe gestellt werden, da der Körper fast von Beginn an auf Fettverbrennung umstellt. Zucker dient nicht mehr als die Hauptenergiequelle, sondern die sogenannten Ketone.

Der dabei entstehende Stoffwechsel löst viele positive Effekte aus und sorgt sogar dafür, dass sich Gehirnzellen neu bilden. Ob das auch mit Diäten erreicht wird, ist fraglich.

Durch den Verzicht auf bestimmte Lebensmittel stellt sich bei einer Diät schnell eine Mangelernährung ein. Es entstehen Heißhungerattacken auf verbotene

Lebensmittel, weil der Körper den Mangel mit Appetit gleichsetzt.

Beim Fasten gibt es diese Mangelerscheinungen nicht, weil Sie dem Körper alle gesunden Lebensmittel zuführen dürfen, wenn Sie sich nicht gerade in der nahrungsfreien Phase befinden.

Die positiven Auswirkungen auf die Gesundheit zeigen sich mehr als deutlich. Denn durch intermittierendes Fasten stellt sich eine **Regulierung des Blutzuckerspiegels** ein, da komplizierte biochemische Prozesse durch das Fasten günstigen Einfluss auf die Gesundheit haben.

Es werden die Blutzucker- und Insulinwerte gesenkt. Das ist schon ein beachtlicher Fortschritt für Ihre Gesundheit, da Sie dadurch Hormonstörungen, Depressionen, chronischen Entzündungen, Hauterkrankungen und sogar Krebserkrankungen entgegenwirken, die durch einen ständig schwankenden Blutzuckerspiegel hervorgerufen werden können.

Intermittierendes Fasten senkt **Bluthochdruck**, der für Herz-Kreislauf-Erkrankungen verantwortlich ist. Dieses haben wissenschaftliche Studien gezeigt, die mit Nagern und anderen Spezies durchgeführt wurden.

Wie Sie ja auch bereits wissen, wurden solche Studien beim Menschen noch nicht durchgeführt. Allerdings zeigten einige Untersuchungen in Verbindung mit intermittierendem Fasten, dass sich die Auswirkungen bei Menschen ähnlich darstellen.

Genauso wirkt Fasten positiv auf den **Cholesterinspiegel** im Blut. Die gefäßschädigenden LDL-Cholesterine stellen sich beim Fasten mit niedrigeren Werten dar. Gleichzeitig ergibt sich ein Anstieg der HDL-Cholesterine, die gut für die Gefäße sind.

Das sind aber noch nicht alle positiven Auswirkungen!

Durch intermittierendes Fasten schützen Sie Ihr Nervensystem von Erkrankungen, da durch den veränderten Stoffwechsel Proteine freigesetzt werden, die durch das zentrale Nervensystem ausgeschüttet werden. Sie sind in ausgereiften Nervenzellen vorhanden.

Die Proteine haben die Aufgaben das Wachstum der Zellen zu fördern und differenzieren und kontrollieren gleichzeitig neu entstehende Nervenzellen auf Ihre Gesundheit.

Gibt es Nervenzellen, die wenig leistungsfähig oder krank sind, werden diese anhand bestimmter Merkmale, die auch als neutrophe Faktoren bezeichnet werden, ausgemustert. Demnach sind sie für die Qualität der Nervenzellen verantwortlich.

Fehlen diese Faktoren, stellen sich keine Lernprozesse und kein Zellenrecycling bzw. keine Reparaturvorgänge ein.

Mit intermittierendem Fasten werden alle diese Vorgänge im Körper angestoßen, um das Nervensystem zu schützen. Herausgezögert wird nicht nur der Alterungsprozess. Gleichzeitig ergibt sich auch ein verringertes Risiko, an Alzheimer oder Parkinson zu erkranken.

Weitere Vorteile von intermittierendem Fasten

Durch Fasten verändert sich nicht nur Ihr Wohlbefinden. Sie erleben noch weitere Vorzüge, die Ihnen gefallen werden. Morgens früh gewinnen Sie Zeit, um den Tag langsam anzugehen, da Sie sich kein Frühstück machen müssen, weil Sie sich dazu entschlossen haben später zu essen oder diese Mahlzeit komplett ausfallen zu lassen.

Ein weiterer Vorteil ergibt sich durch eine erhöhte Produktivität. Mit der geänderten Nahrungsaufnahme erleben Sie kein schlappes Gefühl, wie sonst üblich nach dem Essen, weil der Magen- und Darm-Trakt durch die Mahlzeiten nicht belastet wird.

Die Einschränkung der Produktivität stellt sich ein, weil vermehrt Blut für die Verdauung benötigt wird.

Merke: *Wer morgens früh auf das Frühstück verzichtet ist deutlich konzentrierter, produktiver und leistungsfähiger.*

Durch intermittierendes Fasten wird die Ausschüttung des menschlichen Wachstumshormons 5-fach erhöht.

Der höhere Level regt die Fettverbrennung und das Muskelwachstum an, wodurch Sie bei aktivem Krafttraining schneller Muskelmasse zulegen. Gleichzeitig stellt sich eine erhöhte Widerstandsfähigkeit und Abwehr gegen oxidativen Stress ein.

Mit der Nahrungsaufnahme in einem bestimmten, recht kleinen Zeitfenster haben Sie die Steuerung Ihres Körpergewichts selbst in der Hand. Sie entscheiden wie groß die Portionen sind, wie oft, wann und was Sie essen. Wollen Sie mehr Gewicht verlieren, verkleinern Sie die Portionen.

Soll das erreichte Gewicht beibehalten werden oder wollen Sie sogar zunehmen, vergrößern Sie die Portionen oder legen eine zusätzliche Mahlzeit ein.

Methoden und Formen des Fastens

Mittlerweile hat intermittierendes Fasten eine große Anhängerzahl, weil es einfach durchzuführen ist, unkompliziert einen Gewichtsverlust herbeiführt und gleichzeitig die Gesundheit verbessert.

Bei den unterschiedlichen Methoden muss nicht zwangsläufig über Wochen auf feste Nahrung verzichtet werden.

Regelmäßige Essenspausen nach einem bestimmten Zeitplan bewirken genauso viel, weil sich langfristig ein Kaloriendefizit einstellt und Sie Gewicht verlieren, ohne den Speiseplan komplett auf den Kopf zu stellen.

Da jeder Mensch seinen eigenen Weg entwickelt, um dem Körper zu mehr Gesundheit zu verhelfen und gleichzeitig abzunehmen, gibt es unterschiedliche Methoden, wie Sie das intermittierende Fasten umsetzen können. Im Folgenden sind einige Methoden näher beschrieben:

Saftfasten

Beim Saftfasten wird über einen Zeitraum von einem bis hin zu acht Tagen nur flüssige Nahrung zu sich genommen.

In dieser Zeit ist es wichtig, dass Sie täglich mehr als drei Liter Flüssigkeit trinken. Auf dem Speiseplan stehen Wasser, Obstsäfte, Gemüsebrühe und Kräutertees.

Bevor Sie mit Saftfasten beginnen, führen Sie ein oder mehrere Entschlackungstage durch, in denen Sie Reis oder Rohkost verspeisen.

Anhänger dieser Methode des intermittierenden Fastens sehen in ihr ein ganzheitliches Konzept, das sich auf Körper und Seele auswirkt und damit einen hohen Selbsterfahrungswert darstellt.

Saftfasten wird meist nur zum Abnehmen verwendet, soll aber auch den Körper entgiften und dabei helfen Gewohnheiten zu ändern.

Wer schnell und einfach abnehmen möchte, kann Saftfasten nutzen, da pro Woche drei bis sechs Kilo verloren gehen. Saftfasten ist eine radikale Methode, genauso wie Crash-Diäten.

Daher wird viel Wasser verloren und weniger auf die Fettreserven zurückgegriffen. Sobald sich wieder normal ernährt wird, sind die verlorenen Pfunde schnell wieder drauf, manchmal sogar noch mehr. Ob das Saftfasten wirklich eine entschlackende Wirkung hat, ist bisher nicht bekannt.

10-in-2 Fastenmethode

Die 10-in-2-Methode verfolgt die Idee, dass Sie einen Tag lang alles und so viel essen, wie Sie möchten und am darauffolgenden Tag keine feste Nahrung zu sich nehmen. Damit führen Sie jeden Tag einen Wechsel durch.

Während der Fastentage wird sich nur flüssig mit ungesüßtem Kaffee oder Tee, Wasser und Gemüsebrühe ernährt. Wer diese Methode ausprobieren möchte, findet dazu im Netz tolle Rezepte für ein Programm über 21 Tage.

Die Methode ist eine Ernährungsweise, die lebensverlängernd wirken soll. Durch den regelmäßigen Wechsel, ist Sie als lebenslange Ernährungsweise verwendbar.

In den Tagen in denen Sie fasten, holt sich Ihr Körper die nötige Energie aus den Fettreserven. Die 10-in-2-Methode ist nicht mit einer Diät zu vergleichen. Vielmehr dient sie zur

Verbesserung der Körperfunktionen sowie des Immunsystems und hat eine ähnliche Wirkung wie eine Anti-Aging-Kur.

Diese Variante des Intervallfastens sorgt am schnellsten dafür, dass Sie Pfunde verlieren, birgt aber die Gefahr, dass Sie sich an den Tagen, in denen Sie nicht fasten sich unausgewogen ernähren. Zudem ist sie schwer umzusetzen und dadurch weniger alltagstauglich.

16/8 Fasten

Beim 16/8 Fasten verzichten Sie für 16 Stunden auf feste Nahrung und greifen nur zu kalorienfreien oder kalorienarmen Getränken wie Tee, Kaffee, Wasser und Gemüsebrühe. Die übrigen acht Stunden dürfen Sie sich gesund ernähren. Dabei ist eine flexible Gestaltung der Essenszeiten möglich.

Wer die Fastenvariante durchführen möchte, findet im Internet dazu Abnehm- und Gesundheitsprogramme, die auf sieben Wochen ausgelegt sind.

Nicht nur alltagstauglich, sondern auch nachhaltig und dauerhaft ist die 16/8 Methode umsetzbar.

Sie soll die Fettverbrennung anregen und damit in sieben Wochen einen Gewichtsverlust von bis zu 10 Kilogramm bereitstellen, ohne Jo-Jo-Effekt.

Bei dieser Variante ist es wichtig, dass Sie in den Zeiten, in denen Sie essen dürfen, auf eine gesunde und ausgewogene Ernährung achten und nicht wahllos alles in sich hinein schaufeln.

Durch die 16 Stunden essensfreie Zeit ist die zeitliche Gestaltung stark eingeschränkt. Durch den deutlich aktiveren Stoffwechsel können Sie schön Gewicht verlieren.

Nulldiät

Sie ist auch eine Form des Fastens. Dabei wird über einen festgelegten Zeitraum von mehreren Tagen die Nahrungsaufnahme komplett eingestellt.

Trinken ist bei dieser Form des Fastens besonders wichtig, da dem Körper zusätzliche Flüssigkeit aus der Nahrung fehlt. Daher sollten Sie mindestens drei Liter pro Tag trinken. Verwenden dürfen Sie dafür Wasser oder ungesüßten Tee.

Indem Sie die Nahrungsaufnahme komplett einstellen, erfolgt ein schneller, hoher Gewichtsverlust. Sie benötigen keine Ernährungspläne, wie bei speziellen Diäten.

Zuerst verliert der Körper hauptsächlich Wasser, bevor an die Eiweiß- und Fettreserven herangegangen wird. Körperfette werden zur Hauptbrennstoffquelle für den Organismus.

Es stellt sich der sogenannte Hungerstoffwechsel ein, der verschiedene Nebenwirkungen mit sich bringt.

Da Sie den Eiweißbedarf nicht mehr decken, verlieren Sie bis zu 2 Kilogramm Muskelmasse in rund 14 Tagen.

Die Aktivität des Hungerstoffwechsels wird so weit heruntergefahren, um nur noch die Vitalfunktionen des Körpers aufrechtzuerhalten. Die Nulldiät ist eine weniger gute Alternative, wenn Sie Ihre Essgewohnheiten ändern möchten und sollte nur mit medizinischer Betreuung durchgeführt werden.

5/2 Fasten

Bei der 5/2 Methode dürfen Sie an fünf Tagen wie gewohnt essen. An den beiden übrigen Tagen reduzieren Frauen die Mahlzeiten auf 500 und Männer auf 600 Kalorien.

Dabei werden die Mahlzeiten aus gesunden und sättigenden Nahrungsmitteln zusammengestellt. Wichtig ist bei dieser Form, dass Sie die Fastentage nicht direkt hintereinander durchführen, sondern auf die Woche verteilen.

Achten Sie darauf, dass Sie 24 Stunden an diesen Tagen zwischen den Mahlzeiten haben.

Es besteht die Möglichkeit, in acht Wochen drei Kilogramm zu verlieren. Der Gewichtsverlust ist allerdings abhängig vom Stoffwechsel.

Die Blutwerte sollen sich verbessern und der Anteil an Muskeln soll zunehmen. Diese Form

von Intervallfasten trifft den Zeitgeist und ist
sehr einfach umsetzbar. Damit sich die Körper-
und Immunfunktion verbessern, ist eine
gesunde, ausgewogene Ernährung wichtig,
dass Sie dem Körper alle wichtigen Nährstoffe
geben.

Dieses Intervallfasten kann sich positiv auf das
Gewicht und den Stoffwechsel auswirken. Dafür
müssen Sie sich konsequent an die beiden
Fastentage halten. Allerdings ist es mitunter
schwierig, da dafür eine durchdachte Planung
notwendig ist.

Modifiziertes Essen

Wer bei Intervallfasten auf die modifizierte Essensmethode zurückgreifen möchte, trinkt zwei bis drei Liter kalorienfreie Getränke und führt dem Körper zusätzlich 50 bis 100 Gramm Proteine zu.

Dafür lassen sich Präparate aus der Apotheke oder dem Reformhaus verwenden. Sie enthalten nicht nur Eiweiß, sondern auch Vitamine, Mineralstoffe und eine geringe Zahl an Kohlenhydrate.

Eine schöne Alternative sind auch eiweißhaltige Milchprodukte wie Quark, die Sie essen können.

Durch modifiziertes Essen führen Sie Ihrem Körper nur 500 Kalorien pro Tag zu, erzeugen dadurch eine sehr geringe Energiezufuhr, wodurch ein guter Fettabbau erfolgt.

Mit der Zufuhr von Proteinen soll dem Verlust von Muskelmasse entgegengewirkt werden.

In recht kurzer Zeit lässt sich viel Gewicht verlieren. Wer übergewichtig ist, findet hiermit einen motivierenden Einstieg.

Länger als drei Monate sollte modifiziertes Essen nicht durchgeführt werden. Gleichzeitig sollten Sie sich dabei von einem Arzt begleiten lassen. Eine Sensibilisierung und Umstellung der Ernährung auf eine gesunde, ausgewogene Ernährungsweise erfolgt nicht.

Buchinger-Fasten (Heilfasten)

Entwickelt wurde diese Fastenmethode von Dr. Otto Buchinger. Sie wird in Kliniken angeboten, die darauf spezialisiert sind, kann aber auch als „Fasten für Gesunde" kurzzeitig zu Hause durchgeführt werden.

Bei der Form für Gesunde starten Sie mit einem Entlastungstag. Dafür legen Sie zu Beginn einen Reis-, Obst- oder Frischkosttag ein. Mit Glaubersalz wird am ersten Fastentag der Darm gereinigt und entleert.

Damit gönnen Sie Ihren Verdauungsorganen eine Pause, in der sie sich erholen. Anschließend wird fünf Tage lang nur Tee, Gemüsebrühe, Wasser und Obstsäfte getrunken. Die Flüssigkeitsaufnahme liegt zwischen drei bis vier Liter am Tag.

Anschließend beginnen Sie mit den Aufbautagen, in denen Sie sich drei Tage lang mit Schonkost ernähren. Ihr Körper muss sich erst einmal wieder an die Aufnahme von fester Nahrung gewöhnen.

Diese Zeit ist ideal, um alte Essgewohnheiten abzulegen und auf eine gesunde Ernährung umzustellen.

Es gibt verschiedene Varianten dieser Methode, der Ablauf bleibt aber immer derselbe.

Schroth-Kur

Den Namen hat diese Form von Fasten von Ihrem Begründer Johann Schroth, der Bauer und Fuhrmann war.

Die Schroth-Kur hat ihren Ursprung Anfang des 19. Jahrhunderts. Die Kur besteht aus drei Bereichen, die gleichwertig sind und eine unterstützende Wirkung bereitstellen sollen. Sie umfassen die Bereiche Heilfasten, Trink- und Trockentage sowie Dunstwickel.

Während der Durchführung dürfen Sie in der Heilfasten-Phase so viele trockene Brötchen essen, wie Sie möchten.

Erlaubt ist zudem Grieß, Hafer, Reis und ein wenig Gemüse. An den Trockentagen trinken Sie einen Liter Flüssigkeit und verzehren Schrotsemmel, Knäckebrot, Haferflockenbrei,

Brei aus Getreideschrot, Nüsse und Trockenobst.

Während den kleinen Trinktagen trinken Sie 1 Liter Flüssigkeit, an den großen Trinktagen 2 Liter. In der originalen Form ist die Flüssigkeit weißer Landwein.

Heute wird dieser durch Gemüse- und Fruchtsäfte ersetzt. Die täglichen Dunstwickel soll die Entschlackung des Körpers fördern.

Bei Stoffwechselstörungen und rheumatischen Erkrankungen sollen die Selbstheilungskräfte des Körpers durch die Schroth-Kur aktiviert werden. Grundsätzlich stellt sich diese Form von Fasten als sehr einseitig dar und bietet Ihnen nicht den Effekt des intermittierenden Fastens.

Trotz der unterschiedlichen Methoden, hat intermittierendes Fasten keine Allgemeingültigkeit. Sie gestaltet sich für jeden gesund und optimal, bedarf aber einer genauen

Betrachtung und Prüfung der momentanen Gegebenheiten, um die richtige Variante zu finden.

Dabei sollte genau geschaut werden, ob jetzt der richtige Zeitpunkt für eine Änderung des Essverhaltens ist. Wer gesund und ausgeglichen ist, bringt das Rüstzeug für intermittierendes Fasten mit.

Fehler beim intermittierenden Fasten

Intervallfasten bzw. intermittierendes Fasten sind eine Kampfansage gegen Ihre bisherigen Essgewohnheiten und dem damit verbundenen Lebensstil.

Sie ändern im festgelegten Wechsel zwischen längeren Esspausen und kürzerer Zeit der Nahrungsaufnahme und versuchen sich in der Essphase gesund und ausgewogen zu ernähren.

Schon zu Beginn schleichen sich Fehler ein, die den Erfolg schmälern oder sogar ausbleiben lassen. Darüber hinaus erkennen Sie vielfach nicht, welch großes Potenzial in dieser Form von Fasten steckt.

Wichtig ist, dass Sie den Nutzen für sich erkennen! Außerdem können Fehler auftreten, wenn Sie die Fastenmethode in Ihren Alltag mit aufnehmen.

Dieses lässt sich verhindern, wenn Sie folgende Punkte als Denkanstöße nehmen:

1. Für Ihre persönliche Situation haben Sie sich die falsche Methode ausgewählt!

Fasten versprechen Gesundheit, körperliches Wohlbefinden und den Verlust von Gewicht. Am Anfang mag dieses sehr reizvoll, aber auch verwirrend klingen, da intermittierendes Fasten in einem bestimmten Rhythmus durchgeführt wird.

Doch wann ist der richtige Zeitpunkt? Wie lange und wie oft darf Intervallfasten durchgeführt werden?

Dass es mehrere Varianten gibt, wird Ihre Verwirrung noch vergrößern. Doch letztendlich beruhen alle Varianten auf dem gleichen

Schema und nutzen eine zeitliche Beschränkung. Im deutschsprachigen Raum wird aktuell vielfach die 5/2 Methode genutzt, in denen Sie zwei Tage fasten oder die 16/8 oder 20/4 Methode verwendet. Bei den beiden letzteren essen Sie über 8 oder 4 Stunden und fasten den Rest der Zeit.

Die erwähnten Varianten haben maßgebliche Unterschiede. Daher sollten Sie sich folgende Fragen stellen, um zu klären, welche der beiden Varianten am besten passt.

Ihre Fragen zur 5/2 Methode:

- Können Sie sich die 5/2 Methode vorstellen, zwei Tage in Ihren Wochenablauf zu integrieren, an denen Sie nichts essen?
- Ist das eine dauerhaft durchführbare Variante für Sie?
- Schränkt Sie diese Variante in Ihren sozialen Aktivitäten ein?

- Können Sie hinter dem wöchentlichen Fastenkonzept stehen?

Ihre Fragen zum täglichen Fasten mit der 16/8 oder 20/4 Variante:

- Gestaltet sich Ihr Arbeitstag geregelt oder wechselt Ihre Arbeitszeit öfter?
- Gibt es in Ihrem Tagesablauf fest integrierte Mahlzeiten?
- Sehen Sie gute Chancen, eine Mahlzeit wegzulassen?

Um intermittierendes Fasten richtig durchzuführen ist wichtig, welche Variante Sie für sich persönlich wählen.

Viele schmeißen die Flinte nach einem gescheiterten Versuch ins Korn. Vielleicht wurde aber nur die falsche Variante gewählt, die nicht mit dem eigenen Alltag kompatibel ist.

Durch die Variantenvielfalt stehen Ihnen alle Türen offen, etwas Neues auszuprobieren und Erfolg zu haben.

2. Falsche Vorstellungen und Erwartungen an intermittierendes Fasten

Oftmals wird nach den ersten drei Tagen entschieden, dass Intervallfasten für Sie nichts ist. Damit sind Sie nicht alleine, da es vielen anderen auch so geht.

Sie starten mit Fasten den Versuch, Ihren Körper wieder an kleine Esspausen zu gewöhnen. Verloren gegangen sind diese Esspausen durch die Vielfalt der Lebensmittel und Nahrung, die Sie sich rund um die Uhr beschaffen können.

Es ist noch gar nicht so lange her, dass es keine 24-Stunden-Versorgung gab. Darüber hinaus wurde zu bestimmten Zeiten gefrühstückt, Mittag und Abend gegessen. Zwischendurch war die Küche geschlossen.

Viele Menschen essen von morgens bis abends, das ganze Leben über. Wie soll dann eine Umstellung der Ernährung in nur 3 Tagen funktionieren? Haben Sie wirklich die Erwartungshaltung, dass sich sofort ein Schalter umlegt und die Umstellung von heute auf morgen erledigt ist?

Auch wenn der Körper sich gut Veränderungen anpasst und mit vielen verschiedenen Situationen gut umgehen kann, braucht er doch einige Zeit, um beispielsweise die 18/8 Variante gegen die normalen Essgewohnheiten auszutauschen. Im Durchschnitt benötigt er 2 oder sogar 3 Wochen für die Umstellung.

Leider wird viel zu früh entschieden, dass intermittierendes Fasten nicht passt. Durch diese zu frühe Entscheidung, boykottieren Sie den Erfolg. Grundsätzlich kann der Mensch 16 bis 18 Stunden auf die Nahrungsaufnahme verzichten.

Wenn Sie Intervallfasten mit der 16/8 Variante richtig anwenden, wird auch das Hungergefühl deutlich weniger.

3. Es wird zu viel gegessen!

Wer sich nicht genug mit Intervallfasten auseinandergesetzt hat, gewinnt schnell den Eindruck, dass es sich dabei um ein Wundermittel handelt. Das wird auch vielfach in Foren, Presseartikeln und Erfahrungsberichten suggeriert.

Es finden sich sogar Äußerungen, dass alles Andere völlig außer Acht gelassen werden kann, sobald gefastet wird.

So stimmt das aber leider nicht! Nur weil Sie fasten, dürfen Sie in der Zeit, in der Sie essen, nicht so viel in sich hineinstopfen wie Sie möchten.

Es gibt bestimmte Regeln und die physikalischen Gesetze. Nur wer sich im Kaloriendefizit ernährt, wird Erfolge beim Abnehmen erzielen und dem Körper zu einer besseren Gesundheit verhelfen.

4. Es wird zu wenig gegessen!

Es kann passieren, dass Sie bei intermittierendem Fasten nachts vor Hunger wach werden. Dann haben Sie in der Essenszeit viel zu wenig gegessen. Der Körper sendet ein Warnsignal aus, dass er nicht genug Kalorien hat, um daraus Energie zu gewinnen.

Fasten sollten Sie nicht unterschätzen. Wenn Sie beispielsweise die 20/4 Variante wählen und 20 Stunden keine Nahrung zu sich nehmen, fällt es Ihnen garantiert schwer, in 4 Stunden genügend Kalorien und Kohlenhydrate zu konsumieren.

Ein kleines Beispiel: Stellen Sie sich einmal vor, Sie würden alle Lebensmittel, die Sie normalerweise am Tag essen auf den Esstisch legen und diese innerhalb von 4 Stunden verspeisen. Oder Sie haben nur 3 oder 2 Stunden Zeit dafür. Während eines kleinen Zeitfensters gestaltet sich die benötigte Kalorienzufuhr umso schwieriger. Haben Sie zudem ein Problem damit, größere Portionen zu essen, wird sich schnell Unzufriedenheit einstellen und Intervallfasten abgebrochen.

Ein weiterer Fehler kann sich einschleichen, wenn Sie radikal Gewicht verlieren möchten und unwissentlich verschiedene Varianten miteinander kombinieren.

Da Ihre Motivation so groß ist, starten Sie sofort mit dem Fasten und stellen gleichzeitig Ihre bisherige Ernährung auf den Kopf. Von der normalen Ernährung schwenken Sie auf eine gesunde Ernährung um. Es gibt plötzlich kein paniertes Schnitzel mehr, sondern nur noch einen kleinen Salat, am besten ohne Brot.

Damit führen Sie eine absolut radikale Veränderung durch, die letztendlich zu großen Hungerattacken führt.

Ursachen für diese Fehler sind einerseits ein zu klein gefasstes Zeitfenster für die Essensaufnahme und andererseits die Kombination aus Fasten und kompletter Ernährungsumstellung, die zu einer zu geringen Kalorienzufuhr führt.

5. Essen können, was Sie wollen!

Immer wieder ist die Aussage zu hören: „da ich intermittierendes Fasten durchführe, darf ich alles essen, was ich will."

Die Aussage und damit verbundene Denkweise
sind schlichtweg falsch! Sie haben zwar die
freie Essensauswahl ohne Einschränkung. Egal
ist aber nicht, was Sie essen!

Wenn Sie mehr Fastfood, Fertiggerichte und
Süßigkeiten in Ihre Ernährung einbauen, haben
Sie das Prinzip von intermittierendem Fasten
nicht verstanden.

Grundsätzlich sollte die Essphase mit gesunder,
ausgewogener Ernährung gefüllt werden.

Sie ist wichtig für den Körper, ganz gleich, ob
Sie fasten oder nicht. Damit bleibt der hohe
Stellenwert von gesunder Ernährung bestehen.

Der Körper braucht Nährstoffe. Dazu gehören
aber nicht nur Makro-Nährstoffe und Proteine,
Fette und Kohlenhydrate, sondern auch
Mineralien, Vitamine und Mikronährstoffe, um
dem Körper gesund zu halten.

6. Zu wenig Flexibilität!

Immer wieder taucht die Frage auf, ob 20/4, 18/6 oder doch 16/8 besser zu Ihrem Alltag passt. Jeden Tag stehen Sie vor neuen Herausforderungen, die eine hohe Flexibilität verlangen. Warum nutzen Sie diese nicht auch für die Herangehensweise an das Intervallfasten?

Die neue Ernährungsweise soll Sie im täglichen Leben unterstützen und nicht einschränken. Verabschieden Sie sich von Denkweisen wie: „in einer halben Stunde muss ich mit dem Essen anfangen, weil dann die Zeit für feste Nahrung anbricht", oder „oh je, es dauert noch eine Stunde, bis ich was essen darf. Dann beginnt erst die Zeit der Essphase".

Warum reagieren Sie nicht auf die Umstände, die sich in Ihrem Alltag ergeben? Klar sollten Sie sich an gewisse Regeln halten, damit sich Ihr Körper einfacher an die Methode gewöhnt.

Schwankungen von rund einer Stunde, eventuell auch 2 Stunden sind aber durchaus in Ordnung, wenn sich Ihr Körper an das intermittierende Fasten gewöhnt hat.

Merke: *Intervallfasten soll Sie unterstützen und nicht beschneiden. Wird die Variante an den eigenen Alltag angepasst, gelingt das Fasten und Erfolge werden sich einstellen.*

So gelingt der Start ins intermittierende Fasten

Damit intermittierendes Fasten von Anfang an richtig gelingt, sind einige wichtige Faktoren zu beachten. Dazu gehört, dass Sie genügend Flüssigkeit zu sich nehmen.

Legen Sie großen Wert darauf, dass Sie genug Wasser trinken und zusätzlich dazu ungesüßten Tee oder Kaffee.

Nährstoffe sind auch von großer Bedeutung. Daher achten Sie auf die Qualität Ihrer Nahrung und achten Sie beim Fasten darauf, keine minderwertige Nahrung zu essen. Hochwertige Lebensmittel liefern dem Körper alles, was er braucht.

Für die Zielkontrolle liefert eine Waage die wichtigen Werte. Allerdings kann es zu Schwankungen kommen, die sich auf

unterschiedlichen Faktoren begründen lassen.
Dazu gehört auch, wie Sie die Waage
verwenden und zu welchem Zeitpunkt.

Zusätzlich sind der Spiegel und die Kleidergröße
ein gutes Mittel. Passt die Lieblingshose wieder
oder sitzt das Lieblingskleid wieder perfekt,
haben Sie garantiert Gewicht verloren. Solche
Zeichen sind gut für die Motivation!

Bewegung und Training sind auch beim Fasten
nicht uninteressant. Denn egal, welchen Sport
Sie betreiben, Yoga, Radfahren, Ballsportarten
oder Fitnesskurse.

Ihre Muskeln werden beansprucht und damit
vor dem Abbau geschützt. Krafttraining hat
eine bedeutend größere Wirkung, da stärke
Signale ausgesendet werden.
Dementsprechend ist diese Form von Sport die
Effektivste, um Fett zu verbrennen.

Zwei Möglichkeiten für den Start

Es gibt zwei Vorgehensweisen, mit denen Sie mit dem intermittierenden Fasten beginnen können. Davon sollten Sie sich intuitiv eine Startvariante aussuchen:

1. Sie beginnen sofort mit Intervallfasten, haben sich genau überlegt, wie Sie es im Alltag umsetzen, um einen direkten Einstieg in das Schema zu haben.

2. Sie entscheiden sich für den langsameren Weg, der sich sehr angenehm gestalten lässt und nutzen ein bis zwei Wochen Vorlaufzeit, um sich an das neu gewählte Schema zu gewöhnen.

Wird sich für die zweite Variante entschieden, gibt es zu Anfang weniger Hungergefühle. Dieses stellt sich deutlich angenehmer dar und ist daher ein guter Weg, um intermittierendes Fasten auszuprobieren. Schneller geht es natürlich mit der ersten Variante. Sie gewöhnen sich sehr schnell an das Fasten. Also sollten Sie überlegen, ob Sie direkt ins kalte Wasser springen oder sich vorsichtig vortasten.

Jede Variante hat Vorteile. Da Sie bestenfalls das intermittierende Fasten für eine langfristige Ernährungsumstellung verwenden, fällt die eine Woche ausprobieren und daran gewöhnen nicht ins Gewicht.

Kleine Snacks und Obst als Abschluss der Fastenzeit

Gerade am Anfang sind Früchte und kleine, gesunde Snacks ideal, da Sie damit die erste Mahlzeit nach der Fastenzeit hinauszögern können.

Sie sollten sich aber bewusst sein, dass Sie damit die metabolischen und hormonellen Verläufe unterbrechen und nicht mehr im Fastenmodus sind.

Aufgaben durchführen und Kaffee trinken

Es wird immer wieder vorkommen, dass Sie über Intervallfasten und Essen nachdenken. Vermeiden Sie das und trinken Sie eine Tasse Kaffee. Er hat eine appetitzügelnde Wirkungsweise und anscheinend einen gesundheitsfördernden Effekt, wenn Sie Kaffee in geringen Mengen genießen. Dementsprechend ist Kaffee morgens ein gutes Getränk in der Zeit, in der Sie fasten.

Eine ähnliche Wirkung hat kohlensäurehaltiges Wasser und ungesüßter Tee. Extra Kalorien verbrennen Sie bei Spaziergängen, womit die Gewichtsabnahme verbessert wird. Gleichzeitig unterdrücken Sie das Hungergefühl.

Esszeiten ordentlich und durchdacht planen

Verwenden Sie das Abendessen als wichtigste und größte Mahlzeit am Tag, damit Sie nicht hungrig ins Bett gehen und Ihr Schlaf durch das Hungergefühl gestört wird. Um abzunehmen ist das sehr wichtig, damit Sie nicht auf die Idee kommen, noch etwas Süßes zu essen.

Wer genug gegessen hat, bekommt auch keine Lust auf einen Snack oder Süßigkeiten. Gleichzeitig ist das Abendessen ideal, um mit der Familie und Freunden zusammen am Tisch zu sitzen, über den Tag zu plaudern und zu entspannen.

Je später Sie das Abendessen legen, desto besser kommen Sie über die Fastenzeit in der Nacht. Achten Sie auf die Signale Ihres Körpers.

Er wird Ihnen zeigen, wann er wieder Kalorien für die Energiegewinnung benötigt. Mit der Zeit lernen Sie diese richtig zu bewerten und zu nutzen.

Situationsbedingt kommt es vor, dass die größte Mahlzeit mittags stattfindet, wenn Sie beispielsweise zu besonderen Anlässen eingeladen sind oder ein Geschäftsessen bevorsteht.

In solchen Situationen können Sie Ihr ausgiebiges Abendessen beibehalten oder sich an die Unregelmäßigkeit anpassen.

Es gibt genug Beispiele, in denen mittags die Hauptmahlzeit gegessen und tolle Erfolge mit intermittierendem Fasten erzielt werden. Also haben Sie die Wahl, wann Sie Ihre größte Mahlzeit essen.

Ohne Ernährungsumstellung keine Erfolge

Am Anfang mögen Diäten und veränderte Ernährungsformen schöne Erfolge bereitstellen, wenn Sie sich konsequent an die Vorgaben halten.

Leider tritt aber schnell der Effekt ein, dass Sie die verloren Pfunde schnell wieder auf der Waage sehen, wenn Sie wieder Ihr altes Essverhalten nutzen.

Um dem Körper etwas Gutes zu tun, die Gesundheit und das Wohlbefinden zu verbessern, muss ein Umdenken stattfinden. Das bedeutet, dass Sie sich Ihre Essgewohnheiten und die Lebensmittel, die Sie essen einmal genauer betrachten.

Wie bereits erwähnt, stecken in vielen Lebensmitteln leere Kohlenhydrate, ungesunde

Fette und nur ein geringer Anteil von Ballaststoffen, Mineralien und Vitamine, die Ihr Körper für das Immunsystem und die Aufrechterhaltung Ihrer Gesundheit braucht.

Bei dem Wort Ernährungsumstellung kommen Ihnen sicherlich quälende Gedanken, weil Sie sich vor Augen führen, auf was Sie verzichten müssen.

Wer von vorneherein schon solche Gedanken hat, wird keine Diät und kein intermittierendes Fasten überstehen. Denn das Zauberwort heißt nun einmal Ernährungsumstellung auf eine gesunde, ausgewogene Ernährung.

Bevor Sie sich auf den Weg begeben und gesünder ernähren, manifestieren Sie den Gedanken, dass eine Umstellung keine Qual ist.

Vielmehr hilft gesunde Ernährung dabei, bewusst zu essen. Bald sind Sie ausgeglichener, fühlen sich fitter und präsentieren eine deutlich schlankere Silhouette.

In Verbindung mit Intervallfasten sollten Sie die Ernährungsumstellung als Ihr ganz persönliches Ziel sehen, nicht als Verzicht, sondern als großen Gewinn.

Merke: *Mit Leidenschaft, mehr Gesundheit und Wohlbefinden zu erzeugen, ist wie ein Lottogewinn. Suchen Sie sich Ihre Lebensmittel in Ruhe aus, probieren Sie neue Gerichte in Ihrer Küche aus und genießen Sie die Veränderungen, die sich einstellen werden.*

Kochen Sie selbst

In den vielen angebotenen Fertigprodukten sind Zusatzstoffe und Geschmacksverstärker enthalten, die den Körper und das Verdauungssystem belasten.

Daher sollten Sie im ersten Schritt Ihre Küche als wichtigsten Ort in Ihrem zu Hause sehen und häufiger selber kochen.

Ausreden gibt es dafür keine, da Sie selber kochen zum Ritual machen können. Ganz automatisch wird das Zubereiten zur Routine, sodass Sie darauf nicht mehr verzichten möchten.

Selbst gekochtes Essen bietet den Vorteil, dass Sie genau wissen, was drin ist, Sie bestimmen selbst die Zutaten und Mengen, die enthalten sind. Übrig gebliebenes Essen vom Vorabend ist das perfekte Mittagessen für den nächsten Tag.

Es gibt viele köstliche Rezepte, die genau auf eine gesunde, ausgewogene Ernährung abgestimmt sind und sich im Handumdrehen aus frischen Zutaten zubereiten lassen.

Echte Geschmacksgeber anstatt künstliche Aromastoffe

Mit einer Ernährungsumstellung werden Sie vielleicht im ersten Moment etwas überfordert sein. Grund dafür sind Ihre Geschmacksnerven, die durch künstliche Aromen, zu viel Würze und Zusatzstoffe in Fertigprodukten gar nicht mehr wissen, wie einzigartig der Geschmack von frischen Lebensmitteln ist.

Fast alle Gerichte, die Sie als Fertigprodukte angeboten bekommen, lassen sich auch aus frischen Zutaten selber kochen.

Durch eine Ernährungsumstellung erleben Sie den natürlichen Geschmack und reduzieren gleichzeitig die Kalorien. Es muss beispielsweise nicht immer Salz ans Essen. Verwenden Sie zum Würzen die Vielfalt von frischen Kräutern.

Ein besonderes Geschmackserlebnis erwartet Sie, wenn Sie eine Brühe aus frischen Zutaten herstellen und nicht wie üblich das Pulver aus dem Glas verwenden.

Tauschen Sie den Fruchtjoghurt aus dem Kühlregal gegen Naturjoghurt und geben Sie selbst frische Früchte dazu.

Fett und Zucker bewusst reduzieren

Alles, was fettig und süß ist, schmeckt bedeutend besser. Wie die Zahlen von Statistiken belegen, liegt der durchschnittliche Zuckerkonsum in Deutschland bei rund 35 kg pro Kopf im Jahr.

Dabei liegt der direkte Verbrauch bei rund 5,5 kg, den Sie zum Süßen von Desserts und Getränken sowie zum Backen verwenden. Dafür kommt raffinierter Zucker zum Einsatz, dessen Nährwert bei 4 kcal liegt.

Raffinierter Zucker verfügt nur über leere Kohlenhydrate, die weder gut für den Körper, noch für die Gesundheit sind.

Er ist verantwortlich dafür, dass der Insulinspiegel schlagartig nach oben schnellt und genauso schnell wieder abfällt.

Dieses hat zur Folge, dass Sie nach kurzer Zeit von Heißhunger nach weiterem Süßen gequält werden.

Neben Zucker haben auch bestimmte Fette eine Wirkung auf die Gesundheit und das Wohlbefinden. In der Ernährungswissenschaft werden die verschiedenen Fette in gesund und ungesund unterschieden.

Ausschlaggebend ist dabei weniger, wie viel Fett gegessen wird. Wichtiger ist die Art der Fette. Oliven- und Avocadoöl sind beispielsweise einfach ungesättigte Fette, die für die Gesundheit des Organismus förderlich sind.

Fette benötigt der Körper für lebenswichtige Funktionen und für den Stoffwechsel. Sie sorgen dafür, dass der Körper lebensnotwendige Vitamine wie Vitamin A, D, E und K aufnehmen kann. Die Unterscheidung

der gesunden und ungesunden Fette sieht
folgendermaßen aus:

- gesättigte Fettsäuren
- einfach gesättigte Fettsäuren
- mehrfach gesättigte Fettsäuren

Alle Fette setzen sich aus gesättigten und ungesättigten Fettsäuren zusammen. Allerdings ist der Anteil an gesättigten Fettsäuren in tierischen Fetten höher.

Viele ungesättigte Fettsäuren sind in Geflügel und Fisch vorhanden. In pflanzlichen Fetten ist ein höherer Anteil an ungesättigten Fettsäuren zu finden.

Es gibt mehrfach ungesättigte Fettsäuren, die der Körper selbst nicht produzieren kann. Daher müssen Sie diese über die Nahrung zuführen.

Essenzielle beziehungsweise gute Fettsäuren sind Omega-3-Fettsäuren, die in Fischöl, Leinöl

und Rapsöl enthalten sind und
Omega-9-Fettsäuren, die als einfach
ungesättigte Fettsäuren gelten. Mit Olivenöl,
Kernöl, Avocados und Nüssen erhält Ihr Körper
genau die richtige Menge.

Omega-9-Fettsäuren sind wichtig für den
Zellaufbau, für das Gehirn, die Leitfähigkeit der
Nerven und die Herstellung körpereigener
Botenstoffe. Durch die guten Fette wird der
Energieverbrauch angekurbelt und das
Herz-Kreislauf-System gesund gehalten.

Zudem gibt es noch die Omega-6-Fettsäuren,
die nur bedingt als gute Fette bezeichnet
werden. Sie sind in Sonnenblumenöl, Weizenöl,
Erdnussöl und Sojaöl enthalten. Sehr häufig
kommen genau diese Fette in der Küche zum
Backen und Kochen zum Einsatz.

Zugunsten Ihrer Gesundheit sollten Sie diese
Fette deutlich reduzieren und durch gesunde
Omega-3- und Omega-9-Fettsäuren ersetzen.

Zu viele Omega-6-Fettsäuren machen die positive Wirkung der beiden anderen Fette zunichte.

Im Bezug auf Zucker und Fette sollten Sie daher bewusst den Verzehr reduzieren und darauf achten, dass Sie gesunde Varianten wählen.

Verzichten Sie beispielsweise auf fertige Müslis und stellen Sie Ihr Flockenfrühstück mit Haferflocken und frischen Früchten mit Milch oder Joghurt selber her. Bei einem Marmeladenbrot können sie auf Butter komplett verzichten und stattdessen Magerquark oder mageren Frischkäse verwenden.

Den Essensplan überdenken

Denken Sie einmal an Ihre Kindheit zurück.
Einmal die Woche kam garantiert Fisch auf den
Tisch. Lachs & Co. enthalten viele gesunde
Fette, die sich unter anderem positiv auf die
Blutfettwerte auswirken. Besonders mager ist
Kabeljau.

Er liefert zudem wichtige Mineralien wie Fluor,
Selen und Jod, die gut für das Immunsystem
sind. Wenn Sie Fisch gerne mögen, sollten Sie
ihn auf jeden Fall in Ihren Speiseplan
integrieren und so oft wie möglich essen.

Den alten Essgewohnheiten den Kampf ansagen

Um eine Ernährungsumstellung zu bewerkstelligen, sollten Sie Abwechslung in Ihre Essgewohnheiten bringen.

Dafür gibt es unendlich viele Rezepte, die neuen Schwung in Ihre Küche bringen. Wer immer das Gleiche isst, verliert die Lust an den Köstlichkeiten, die selbst gekochte Gerichte bereitstellen.

Schauen Sie einfach einmal nach Gerichten aus der thailändischen, asiatischen oder mediterranen Küche. Sie werden staunen, wie gesund, köstlich und leicht diese zuzubereiten sind.

Stoffwechsel ankurbeln

Ein träger Stoffwechsel lässt sich mit intermittierendem Fasten ankurbeln und mit einer gesunden, ausgewogenen Ernährung aufrechterhalten.

Damit der Stoffwechsel auf Hochtouren läuft, sind morgens Kohlenhydrate und über den Tag verteilt Ballaststoffe aus Obst, Gemüse und Vollkorn, Geflügel und Fisch sowie Milchprodukte als Proteinlieferant ideal.

Ideal ist zudem Sport, um den Stoffwechsel anzukurbeln.

Regelmäßig betriebener Ausdauer- und Kraftsport bietet zudem den Vorteil, dass Sie keine Muskelmasse verlieren, den Fettpölsterchen der Kampf angesagt wird und damit die Pfunde schmelzen.

Konsequent bleiben

Während Sie mit den unterschiedlichen
Varianten des intermittierenden Fastens den
Körper entgiften und auf ein optimales Niveau
für mehr Gesundheit und Wohlbefinden
bringen, gelingt es Ihnen mit gesunder
Ernährung dieses Level beizubehalten. Durch
das gewollte Fasten

- gönnen Sie Ihrem Körper über eine
  festgelegte Zeit eine wichtige Pause
- arbeitet die Leber auf Hochtouren, um
  Toxine, Schlacken und andere schädliche
  Stoffe effektiv abzubauen
- scheiden Sie Schadstoffe durch
  Schwitzen über die Haut aus
- steigern Sie die Blutzirkulation
- nehmen Sie viele essenzielle Nährstoffe
  auf, um das Immunsystem zu stärken

- bauen Sie zudem Schadstoffe über
  Nieren, das Lymphsystem und den Darm
  ab

Diese positiven Dinge unterstützen Sie, indem
Sie sich gesund ernähren und konsequent auf
gesüßte Softdrinks, Säfte, Tee und Kaffee
verzichten.

Zu einer gesunden Ernährung gehört auch,
dass Sie Ihre tägliche Trinkmenge überdenken.
Am besten trinken Sie mindestens 1,5 Liter
Wasser, ungesüßten Tee oder Kaffee.

Um das Wasser mit Geschmack zu versehen,
pressen Sie ein paar Spritzer frische Zitrone
hinein oder stellen Sie mit natursüßem Apfelsaft
Eiswürfel für das Mineralwasser her.

Eine andere Variante mit köstlichem Geschmack
ergibt sich, wenn Sie Beeren, Ingwer,
Zitronenscheiben und Minzeblätter in eine
Karaffe geben, Wasser einfüllen und einige Zeit
ziehen lassen.

Den eigenen Weg beim intermittierenden Fasten und gesunder Ernährung finden

Beim Fasten muss jeder seinen eigenen Weg finden, wobei intermittierendes Fasten in Kombination mit einer gesunden Ernährung eine der natürlichsten Formen darstellt.

Durch die Art und Weise, in der Sie auf Nahrung verzichten, setzen Sie positive Reize.

Eine solche Form der Ernährung zwingt den Körper nicht in den Notfallmodus, wo das gesamte System heruntergefahren wird, um Energieressourcen einzusparen, mit denen die lebenswichtigen Aufgaben aufrechterhalten werden. Im Gegenteil!

Durch die geregelte Nahrungsaufnahme und den mehrstündigen Verzicht, bekommt Ihr Organismus alles, was er braucht und hat genug Zeit, alle wichtigen Stoffe zu verwerten, die Sie ihm mit gesunder Ernährung zugeführt haben.

Das intermittierende Fasten ist durchaus alltagstauglich. Daher sollten Sie die erste Woche zum Experimentieren nutzen und herausfinden, welche der verschiedenen Varianten am besten zu Ihrem Lebensstil und Ihren Gewohnheiten passt.

Sie entscheiden, wann Sie essen, ob Sie auf das Frühstück verzichten oder lieber eine Hauptmahlzeit ausfallen lassen.

In der Phase der Eingewöhnung wird sich Ihre neue Ernährungsweise komisch, ungewohnt und störend anfühlen. Gönnen Sie sich die Zeit und gewöhnen Sie Ihren Körper langsam an intermittierendes Fasten.

Wenn Sie auf Dauer diese Fastenmethode nicht als Ihr eigen betrachten, haben Sie doch einiges daraus mitgenommen.

Sie sind sensibler dafür geworden, was es bedeutet, sich gesund zu ernähren und haben sicherlich einige Dinge in Ihren Lebensstil übernommen.

Gesunde Ernährung ist grundsätzlich einfach, wenn Sie genau schauen, was Sie beim Einkauf in den Einkaufswagen packen. Frische Zutaten für unterschiedliche Gerichte beinhalten alle wichtigen Stoffe, die Ihr Körper für die Gesunderhaltung braucht und schmecken besonders lecker.

Denken Sie an sich selbst und an Ihre Gesundheit, denn diese gibt es nur einmalig und sollte dementsprechend pfleglich behandelt werden. Worauf warten Sie noch?

Starten Sie mit intermittierendem Fasten und einer gesunden Ernährung durch. Ihr Körper wird es Ihnen mit Gesundheit und Wohlbefinden danken.

Ich wünsche Ihnen nun viel Spaß und viel Erfolg!

Sandra Baulich

Quellenangabe

https://www.freundin.de/intermittierendes-fasten-zum-abnehmen-plan-und-anleitung-freundin-de

https://www.zentrum-der-gesundheit.de/intermittierendes-fasten-ia.html

https://de.wikipedia.org/wiki/Intermittierendes_Fasten

https://www.original-bootcamp.com/blog/intermittierendes-fasten-vorteile-und-nachteile.html

https://www.aerzteblatt.de/nachrichten/63206/Intermittierendes-Fasten-haelt-jung-und-gesund

https://livepast100well.com/de/Was-Senioren-sollte-über-Immunoseneszenz-wissen/

https://www.geo.de/magazine/geo-magazin/273-rtkl-ernaehrung-verzichten-heilt-warum-fasten-so-gesund-ist

https://www.iamfasting.de/blog/2017/05/15/kein-erfolg-mit-intervallfasten/

https://www.iamfasting.de/anwendung-von-intervallfasten/

https://www.iamfasting.de/blog/2016/06/29/start-mit-intermittent-fasting/

https://eatsmarter.de/gesund-leben/news/ernaehrungsumstellung

https://gesund.co.at/gute-fette-schlechte-fette-12491/

https://www.ncbi.nlm.nih.gov/pubmed/3536834

https://www.iamfasting.de/blog/2016/09/01/timing-von-sport-mit-intermittent-fasting/

Haftungsausschluss und Impressum

Der Inhalt dieses Buches wurde mit sehr großer Sorgfalt
erstellt und geprüft.
Für die Richtigkeit, Vollständigkeit und Aktualität des
geschriebenen kann jedoch keine
Garantie gewährleistet werden.

Sowie auch nicht für Erfolg oder Misserfolg bei der
Anwendung des gelesenen.
Der Inhalt des Buches spiegelt die persönliche Meinung
und Erfahrung des Autors wider.
Der Inhalt sollte so ausgelegt werden, dass er dem
Unterhaltungszweck dient.
Er sollte nicht mit medizinischer Hilfe verwechselt
werden.

Juristische Verantwortung oder Haftung für
kontraproduktive Ausführung oder falsches Interpretieren
von Text und Inhalt wird nicht übernommen.

Impressum
Autor: Carmen Lorena
vertreten durch:
Markus Kober
Kreuzerwasenstraße 1
71088 Holzgerlingen
markus.kkober@gmail.com

www.ingramcontent.com/pod-product-compliance
Lightning Source LLC
Chambersburg PA
CBHW031400250726

48656CB00002B/510